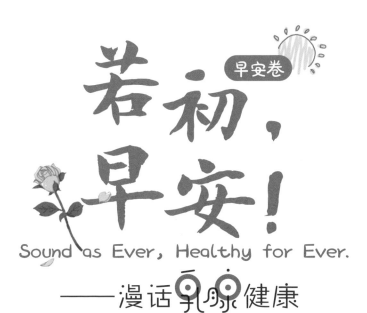

早安卷

若初，早安！

Sound as Ever, Healthy for Ever.

——漫话健康

陈嘉健 编 m.c

U0220253

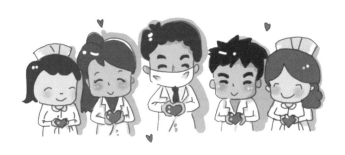

复旦大学出版社

谨以此书致敬

给予我灵感的熊顿!

序言

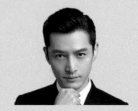

　　我是一名演员，常年在舞台和银幕上为广大观众扮演各种角色。同时，我也是一名有近30年病史的患者家属。此刻，退去光环，做回一名普通人，为我的母亲，为和我母亲有着同样经历的患者，为广大女性朋友推荐一本专业、易懂的科普读物，我感到十分荣幸。

　　乳腺癌远在天边，却也近在咫尺。陈医生说，作为一名医生，最想发明的还是可以带患者回到健康原点的时光机。其实，这样的时光机，早在许多年前我就幻想过。每当看到母亲为了医治癌症四处奔波，看到她默默忍受病痛的折磨，我多么希望，这一切都不曾发生过。

　　但我们终究要面对现实，在母亲长年与病魔抗争的过程中，我发现随着信息网络的发展，我们的生活中或多或少一直在被灌注着各种健康的咨询，包括乳腺健康的咨询。其实对于我们这样的非专业人士而言，并不需要对知识本身了解得太深，只需要了解如何定期评估健康状态，了解何种状态需要进行就医，在需要进行就医或做出选择时知道如何求助即可。

陈医生的这本漫画书以诙谐、简洁的形式，为我们讲述了与乳腺健康相关的方方面面，可以作为每个关爱健康的女性的必读图书。在此祝愿所有女性都可以远离乳腺疾病，也祝愿所有曾经经历痛苦和创伤，却依然选择快乐和美丽的坚强女性，愿你们像蓝玫瑰一样绽放生命的奇迹！

中国著名青年演员　胡歌

2017 年 9 月

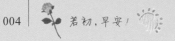

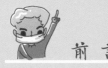 ## 前　言

移动互联时代下的医学科普

　　如果您不是医师，那么您肯定不会知道医师最"嫉恨"的对手是谁。

　　是谁呢？我不说，您肯定猜不出来。

　　好吧，答案是："他们"……

　　"他们说乳腺小叶增生会癌变的！"

　　"他们说摸到肿块吃吃中药、按摩按摩就好了！"

　　"他们说保乳不安全的！"

　　"他们说穿刺以后会转移的！"

　　"他们说手术以后绝对不能吃海鲜！"

　　……

　　通过各种途径，以浅显易懂的方式向大众介绍专业性较强的医学知识，避免因为各种"不了解"而产生遗憾，甚至悲剧，是医务工作者的责任之一。然而数十年学识、数十年经验的沉淀与累积，孕育出了医师们的职业性清高。清高的医师们面对这样挟持大众想法的"他们"，总会相当嫉恨与无奈、不屑与鄙视，却少有考虑到，自己已经陷入局中。

移动互联网的普及与发展给医学科普打了一剂"鸡血",也造成了另一个困局:科普的内容,对于健康人群缺乏吸引性,对于患者又缺乏针对性,长篇累牍,无视读者体验,资讯真假难辨,信息良莠不齐,权威的声音几乎被淹没,"他们"的声音在横行。

这本乳腺健康的科普宣教漫画读物结合微信公众号"若初健康"便是我们的破局尝试,灵感来源于熊顿的漫画书《滚蛋吧!肿瘤君》。本书的书名之所以取为《若初,早安!》,是为了表达所有医务工作者的愿景——让所有患者可以完美如初,让所有健康女性得以早筛心安。感谢复旦大学附属肿瘤医院乳腺外科青年文明号、上海市疾病预防控制中心乳腺癌防治专业委员会,以及上海市抗癌协会乳腺癌专业委员会青年委员会成员在本书编撰过程中给予的支持;感谢沈镇宙教授、邵志敏教授、吴炅教授、柳光宇教授等顾问专家给予的指导;感谢江南大学数字媒体学院宋晓刊、朱莉、袁超老师带领的团队将我的草稿与示意图绘制得如此精致。此外,我们也会借助微信公众号"若初健康"提供更多的咨讯,感谢上海若初信息科技有限公司提供的线上技术支持及线下运营服务。

复旦大学附属肿瘤医院乳腺外科主治医师
复旦大学附属肿瘤医院乳腺外科主任助理
上海市疾病预防控制中心乳腺癌防治专业委员会秘书
上海市抗癌协会乳腺癌专业委员会青年委员会委员
2017 年 9 月

CONTENTS

目 录 @早安卷

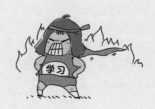
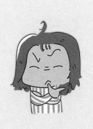

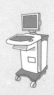

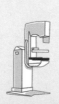

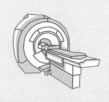

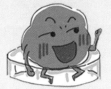

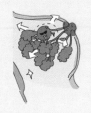

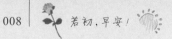

第五章　我希望你知道我所知道的

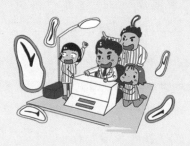

第一章

奋起！要比男医师
更了解自己的乳房

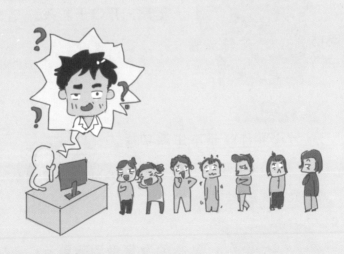

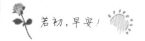
一、乳腺的解剖结构与生理功能

乳房的结构:

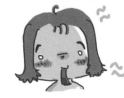

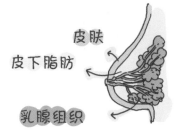

皮肤

皮下脂肪

乳腺组织

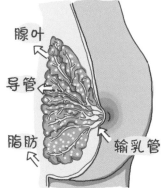

腺叶

导管

脂肪

输乳管

每侧乳房有15~20个乳腺腺叶, 富含腺泡, 与小乳管相连并汇集成输乳管, 开口于乳头。

乳腺的功能:

分泌乳汁是基本生理功能

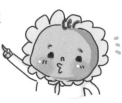

乳房与激素的关系:

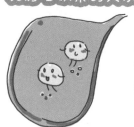

乳腺的发育受到卵巢分泌的雌激素和孕激素的影响。

月经对乳腺的影响:

月经来潮前3~4天，小叶间质水肿、导管腺泡增生，乳腺体积可能稍增大。

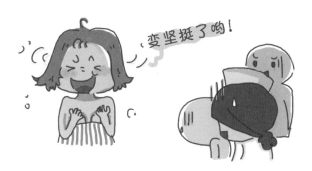

此时可有乳房胀痛，并可能有增生性小结节。月经来潮后多自行缓解。

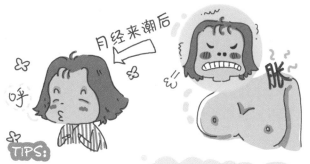

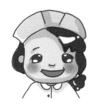

若要进行超声或钼靶检查，请尽可能避开月经期哦。

乳腺就像一棵倒长的树，腺叶是树叶，小乳管是树枝，输乳管是树干。如同季节交替会影响树的生长，雌激素和孕激素的周期变化也会对乳腺导管及腺叶产生影响。

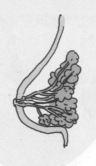

二、健康女性如何关注乳腺健康

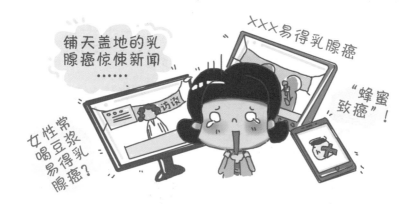

生活中各种禁忌，如履薄冰~

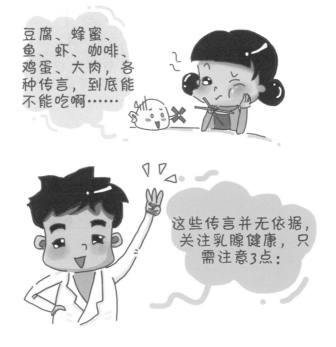

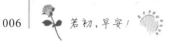

1. 保持健康的生活习惯：

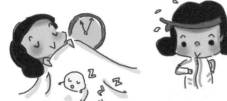

避免熬夜

避免负面
情绪,适当
运动

避免吃燕窝、
蜂胶等不必
要的营养品

2. 增强乳腺健康意识：

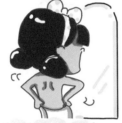

若初…健康

定期进行乳腺
自我检查

阅读专业领域权威医
师发布的健康知识

3. 定期在乳腺专科进行健康筛查：

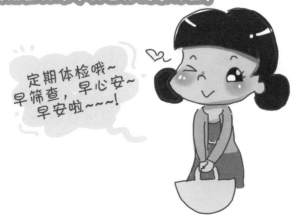

定期体检哦~
早筛查，早心安~
早安啦~~~!

　　各种"禁忌"，都是用来"忽悠"的。对于乳腺健康，只要避免熬夜及负面情绪，适当运动，不吃燕窝、蜂胶等不必要的营养品，定期进行乳腺专科检查，就足够啦！

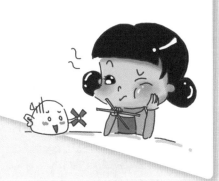

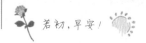

三、如何评估乳腺健康风险

通常我们可以通过以下几个方面来评估乳腺健康风险~

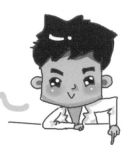

既往乳腺病史：

导管原位癌、小叶原位癌及高度不典型增生病史将增加浸润性癌的发生风险。

  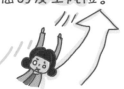

家族史与基因突变：

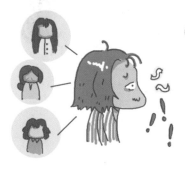

直系亲属中有乳腺癌患者的女性，患病风险可能会有所增加。

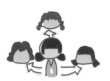

*BRCA1*和*BRCA2*基因突变携带者的患病风险也会有所增加。

月经与生育因素：

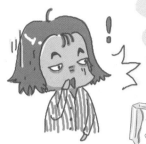

1. 月经初潮<12岁
2. 绝经>55岁
3. 初产年龄>30岁
4. 未生育

外源性激素：

长期服用含雌激素类的保健品或药品

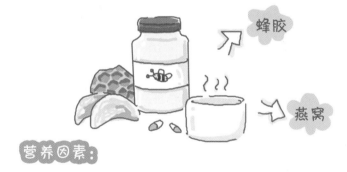

蜂胶

燕窝

营养因素：

长期过量饮酒、长期高脂饮食等

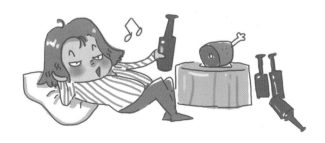

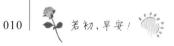
年龄：

乳腺癌发病风险逐年上升

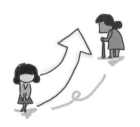

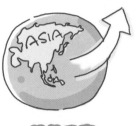

其他因素：

例如肥胖、有大剂量电离辐射暴露史等

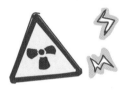

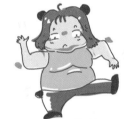

乳腺癌风险预测模型：

以上因素被纳入多种
乳腺癌风险评估模型。
例如，Gail 模型等，
具有一定的预测价值。

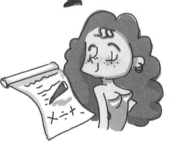

IBIS   BOAD
ICEA

尚有一些其他模型也
用来评估BRCA1/2基
因突变患者罹患乳腺
癌的概率。

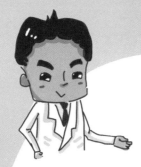

　　尽管乳腺癌的病因尚不明确，但还是会有些因素可能增加发病风险，如家族史、长期高脂饮食、服用不必要的营养品等。一些预测模型可以帮助预测乳腺癌发生风险。

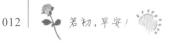

四、缘续半生的乳房疼痛

乳房疼痛是乳腺专科最常见的就诊原因

陈医生，我的乳房痛、痛、痛……

乳房疼痛本身不会是什么坏毛病，并且……你极其可能还有几十年要痛哦……

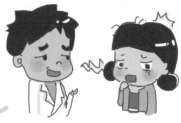

作为一名男医生，我无法理解乳房疼痛的感觉……我好混乱……

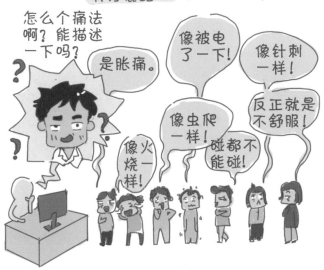

怎么个痛法啊？能描述一下吗？

是胀痛。

像被电了一下！

像针刺一样！

像虫爬一样！

反正就是不舒服！

像火烧一样！

碰都不能碰！

每位女性与乳房疼痛都有"半生缘"，只是程度不同而已。

| 25岁 | 35岁 | 45岁 | 55岁 | 65岁 |

小叶增生　　还是增生　　增生，　　退化不全　乳腺退化
　　　　　　　　　　　　伴随退化

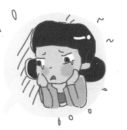

无论是增生的过程，还是退化的过程，都伴随着"疼痛"。

乳房疼痛的日子：

随着年龄增大，乳房疼痛的周期性逐渐模糊。

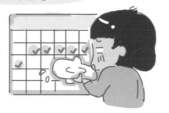

年轻女性：
周期性明显，疼痛多与月经周期有关。

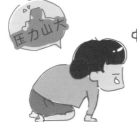

压力山大

中老年女性：
周期性模糊，疼痛多与劳累、生活压力、情绪等有关。

随年龄增大，疼痛的范围也会逐渐放射到腋窝、上臂、肩背等区域。

痛

"疼痛"多源于激素环境的生理性改变。

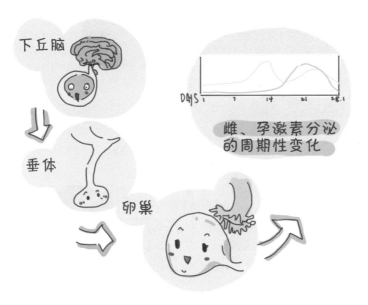

下丘脑

垂体

卵巢

雌、孕激素分泌的周期性变化

雌、孕激素的周期性变化由
下丘脑-垂体-卵巢进行调控；
干扰雌、孕激素平衡的因素都会引起乳房"疼痛"。

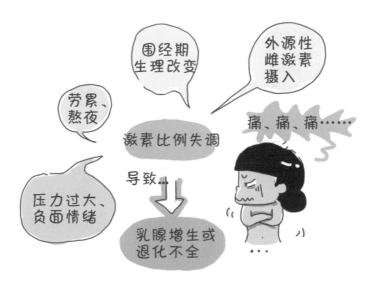

乳房疼痛的临床处理：

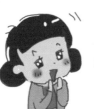

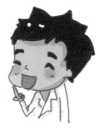

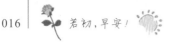

乳房的疼痛多由增生或退化不全引起，
常属"生理性改变"，无须特殊处理。

正常增生乳腺　　　　　　非主流增生
上皮细胞

记住以下几
点就行了：

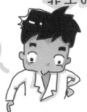

1. 常规临床检查

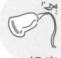

超声　　　钼靶

2. 无须手术

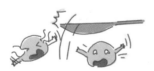

不必要的手术只
会破坏乳腺的正
常结构

3. 避免按摩

需要谨慎！

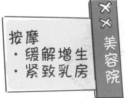

按摩
· 缓解增生
· 紧致乳房
××美容院

实际上，按摩会加重增生，
导致更"痛"啦！！！

4. 慎用药物

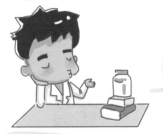

一般无须药物治疗，除非疼痛明显，影响睡眠与工作。

中成药可在一定程度上缓解症状，但不建议长期服用。

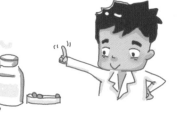

5. 改变不良生活方式与饮食习惯是正解

适当运动

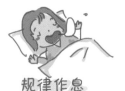

规律作息

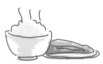

围经期清淡饮食

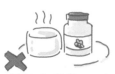

避免吃燕窝、蜂胶等营养品

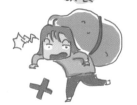

避免过度压力

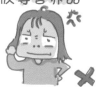

避免负面情绪

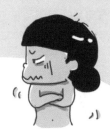

　　每位女性与乳房疼痛都有着"半生缘"，只是程度不同而已。乳房疼痛多由乳腺增生或退化不全引起，并非疾病，而是正常的生理反应；基本无须特殊处理，改变不良生活方式与饮食习惯才是正解。

五、乳腺 "丰满" 的喜与忧

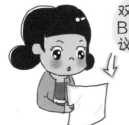

所谓 "致密"，就是腺体含量多且密度高

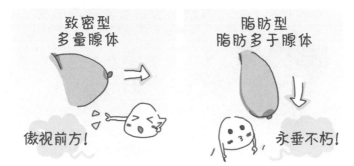

年轻女性的腺体较为致密，随年龄增长，
腺体开始退化，脂肪逐渐增多。

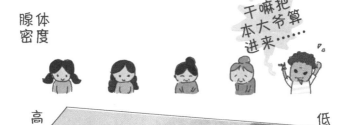

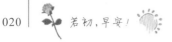

"致密" 的影响：

致密型乳腺并不增加癌变风险，但会对乳腺增生及健康筛查产生影响。

影响1. 增生表现更明显

容易有疼痛症状，尽管外形往往丰满。

哎哟，痛、痛、痛……

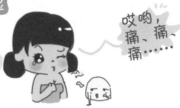

影响2. 钼靶对其诊断能力较弱

约14%的乳腺癌无法被钼靶发现，致密型乳腺是主要原因。

嗯……白花花什么都看不清楚啊！

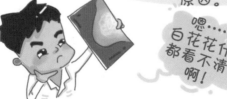

建议：

看我的！

1. 可考虑磁共振成像检查

2. 避免乳腺按摩，否则可能加重胀痛表现

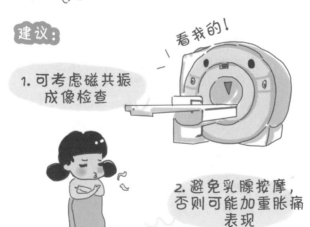

　　有时我们可以在检查报告中看到"致密型乳腺"的描述，不用担心，这并非是什么不好的情况，只是说明腺体含量多，密度高而已。值得注意的是，钼靶检查对于致密型乳腺的诊断能力较弱，需要结合超声或磁共振成像检查来进行筛查。

六、乳腺自检

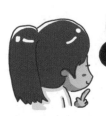
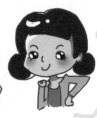

乳腺自我检查是健康管理的第1步哦！

乳腺自检的时间：

月经正常的女性，在月经结束后的第7天左右进行乳房自检；
已绝经女性，可每月固定一天进行乳腺自检。

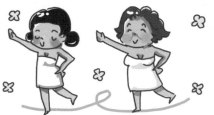

视诊： 在明亮的光线下，面对镜子，双臂下垂，观察：

1. 乳房轮廓；

2. 皮肤有无脱皮或糜烂；

3. 乳头是否破溃或凹陷；

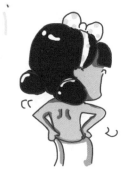

然后双手叉腰，身体做左右旋转状，继续观察有无以上变化。

乳房部分触诊：

左手上举，右手以乳房内侧与乳头为中心，用指腹按压左乳各位置；左手以同样方法检查右乳。

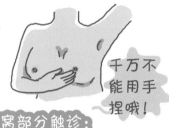

千万不能用手捏哦！

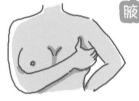

腋窝部分触诊：

一手叉腰放松，另一手用指腹检查腋窝是否可触及肿大的淋巴结。

异常现象：

如果发现乳腺肿块、乳头糜烂、皮肤红斑或腋窝淋巴结肿大等异常情况，应立即到医院做进一步检查。

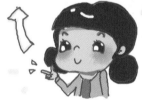

自检的意义：

乳腺自检的意义在于让女性了解自己乳房的正常状态，但不能替代专科医师的专业检查哟！

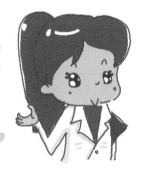

当然，自检发现
以下情况时需要
及时就医哈！

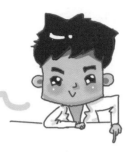

肿块

80%的乳腺癌患者以无痛
性肿块来就诊，当然，
纤维腺瘤等良性病变也
基本表现为肿块。

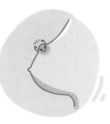

质硬

边界不规则

需谨慎啊！

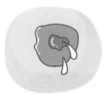

乳头溢液

非妊娠哺乳期乳头分泌
黄色或鲜红色或棕色液体。

乳管是长这个
样子的吗？

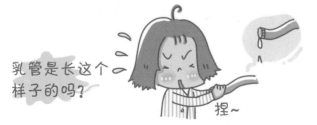

捏~

皮肤改变

当病变累及皮肤或乳房悬韧带时,可能会有皮肤改变, 例如乳腺癌、炎症等。

局部皮肤凹陷

皮肤红肿

皮温增高

乳头乳晕改变

非先天性的乳头凹陷,反复出现的乳头乳晕脱屑、瘙痒、破溃等表现也都需要警惕。

乳头凹陷

乳头破溃

腋窝淋巴结肿大

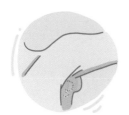

炎性病变或恶性肿瘤可导致同侧腋窝淋巴结肿大。

当然,多数乳腺病变并不容易自己发现,所以定期筛查很重要。

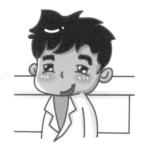

乳腺自检的重要意义在于让女性了解自己乳房的健康状态，懂得如何向医师描述与平时状态有异常的症状或表现，但其不能替代专科医师的检查。适龄女性建议行常规筛查哦！

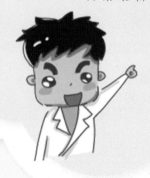

第二章

医师也是满满的套路啊

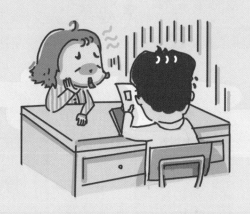

一、首次就诊你需要知道的事

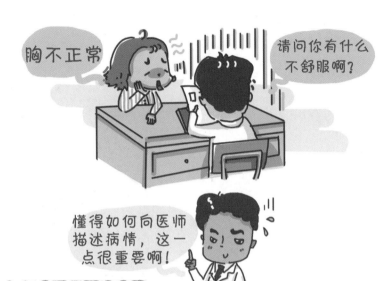

如何向医师描述病情：

无不适时：
体检发现异常？影像学发现异常？

有肿块时：
发现时间、大小、部位？

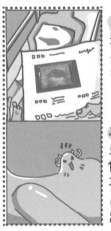

有疼痛时：
程度,范围,是否与月经有关？

有溢液时：
单侧或双侧,颜色,单孔或多孔,自发性流出？

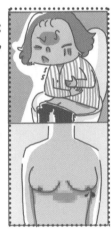

带齐相关资料：

病历本、影像学报告与胶片，以及外院的就诊记录与检查单。

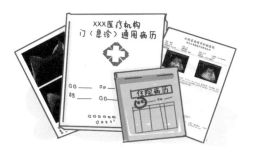

充分收集相关信息：

手术史：是否曾行乳腺手术？手术时间？病理结果？

家族史：家族中是否有乳腺癌患者？父系还是母系？发病年龄？

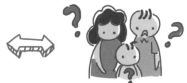

了解知识可以事半功倍：

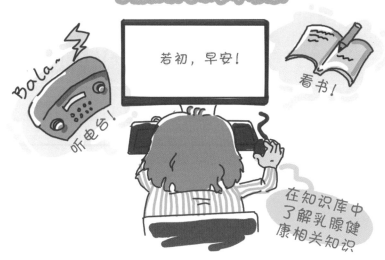

　　了解如何向医师描述病情、带齐相关的医学资料、充分收集包括手术史和家族史等信息，有助于提高就诊效率。在预约专家门诊前，先在普通门诊完善检查可以事半功倍，毕竟谁也不希望看专家门诊就是开个检查单了事。

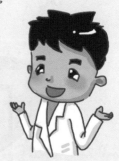

二、医师会如何进行乳腺体格检查

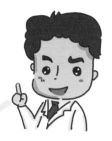

医师会从视诊、乳房触诊、腋窝触诊等方面进行乳腺专科体格检查。

视诊：

皮肤有无发红、水肿

皮肤有无隆起、凹陷

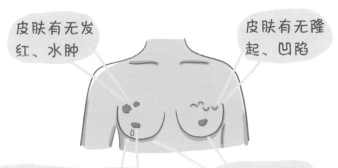

乳头有无溢液、凹陷

双乳发育情况

乳房触诊：

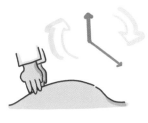

用指腹将乳房组织轻按于胸壁上，可沿顺时针方向全面检查乳腺腺体。

乳头检查：

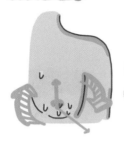

在乳晕及乳晕周边按顺时针方向进行触诊，并轻轻挤压乳头，查看是否有溢液。

腋窝淋巴结触诊：

进行右侧腋窝淋巴结检查时，医师用右手托起患者的右臂，然后用左手触诊；反之亦然。

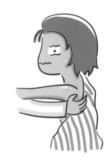

锁骨上淋巴结检查：

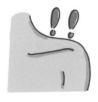

对于可疑恶性病变的患者，还需要进行锁骨上窝的触诊。

医师的临床经验相当重要哦~！

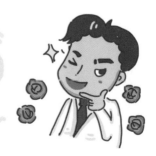

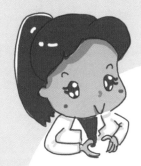

乳腺专科体格检查高度依赖医师的临床经验，通过专业的乳腺体格检查，可以帮助初步了解乳腺的健康状态，是乳腺常规筛查的基础。

三、乳腺常用辅助检查项目

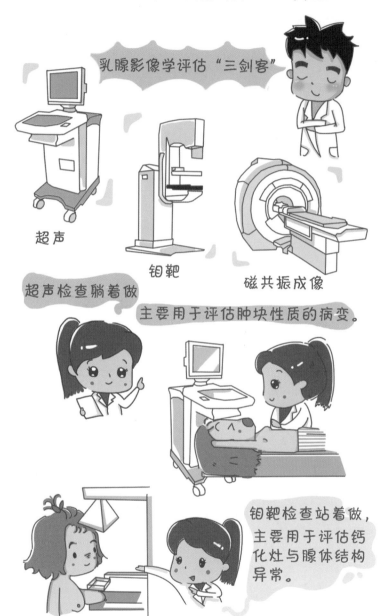

乳腺影像学评估"三剑客"

超声

钼靶

磁共振成像

超声检查躺着做

主要用于评估肿块性质的病变。

钼靶检查站着做，主要用于评估钙化灶与腺体结构异常。

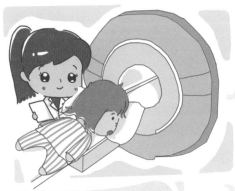

磁共振成像检查趴着做，灵敏度更高，主要用于评估超声与钼靶检查无法明确性质的病灶。

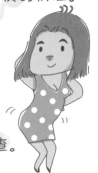

隆乳后的女性乳腺影像学评估可首选乳腺磁共振成像检查。

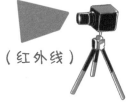

（红外线）

乳腺红外线检查已经淘汰很多年了哦~!

Tips

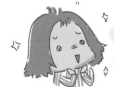

做钼靶检查好痛，做磁共振成像检查好吵好慢，只想做超声检查，行不？

3种检查方法各有其优势，不能相互替代哦。医师会评估后决定做哪些检查。

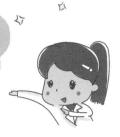

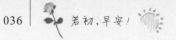

超声、钼靶与磁共振成像检查是评估乳腺健康最常用的辅助检查项目，这3种检查方式各有优势，无法完全相互替代。医师会根据女性的年龄、体格检查情况、家族史等因素决定检查项目。

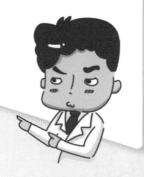

四、超声检查

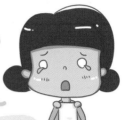

医生，我完蛋啦！乳房里摸着疙疙瘩瘩的！

体检没问题，做个超声检查吧。

超声检查的优势：

超声检查有助于判断肿块或结节病灶的性质

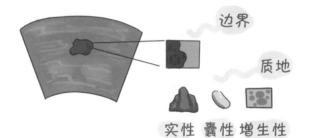

边界

质地

实性 囊性 增生性

超声检查也是最常用的乳腺检查方式。

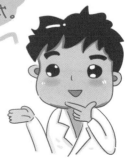

无放射性

无创

简便

价廉

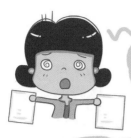

陈医生，我的乳房结节从5毫米增大到了7毫米，要开掉吗？

这并不代表增大了哦~！

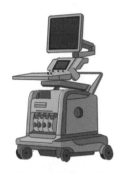

以下情况会产生几毫米的误差：

不同的检测设备
不同的操作医师
不同的测量习惯

适龄女性可定期超声筛查：

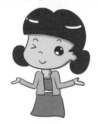

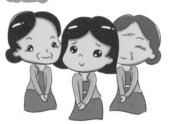

<25岁，无所谓啦~　　≥25岁，可定期筛查

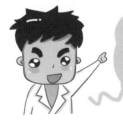

并不是所有超声发现的小结节都需要进行手术，多数囊性结节与增生性病变都无须特殊处理。

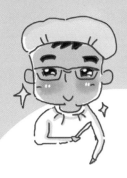

　　超声检查无创、无辐射、便捷，是最常用的乳腺筛查项目，可以有效判断是否存在肿块或结节，并明确其性质。值得注意的是，超声无法有效发现与评估乳腺内的钙化灶，因此无法替代钼靶检查。

五、钼靶检查

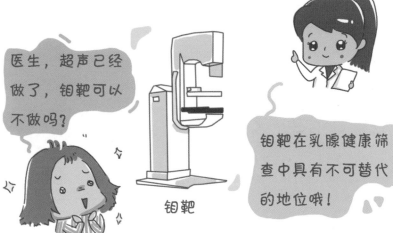

医生，超声已经做了，钼靶可以不做吗？

钼靶

钼靶在乳腺健康筛查中具有不可替代的地位哦！

钼靶摄片是这样进行的

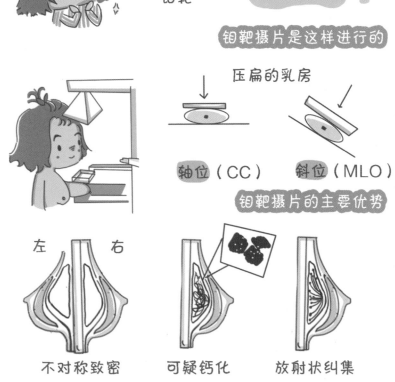

压扁的乳房

轴位（CC） 斜位（MLO）

钼靶摄片的主要优势

左　右

不对称致密　　可疑钙化　　放射状纠集

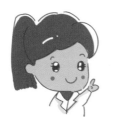

这些在超声检查中几乎是看不到的哟，但是钼靶检查也有一些局限性，比如……

痛~~~~~~

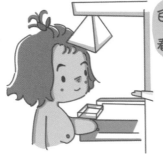

白花花的一大片，看不清呀！

对致密型乳腺诊断能力弱

稍有放射性

压迫时可能伴有疼痛

钼靶检查是常规筛查项目

不推荐

<40岁健康女性

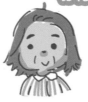

每年1次

40~55岁健康女性

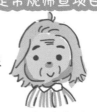

每2年1次

>55岁健康女性

谢谢医生，那我还是坚持一下算了……

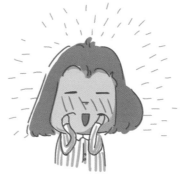

钼靶检查在乳腺健康筛查中具有不可替代的地位，对于以乳腺钙化、结构异常为主要表现的病灶有很强的诊断能力，在一定程度上与超声检查形成优势互补。推荐 40 岁以上的女性常规进行钼靶筛查。

六、磁共振成像检查

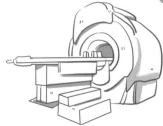

磁共振成像（MRI）

磁共振成像评估病灶的灵敏度高于超声和钼靶检查，可用于评估病灶性质、确定病变范围。

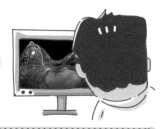

检查时间比较长，声音很响。

特点

检测灵敏度高，可以清楚显示肿瘤累及的范围

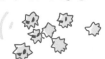

有时特异度相对稍低，可能会高估病变性质与范围

那什么情况下需要做磁共振成像检查呢？

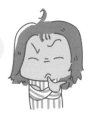

钼靶和超声检查不能确定诊断时；

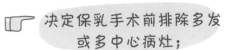 决定保乳手术前排除多发或多中心病灶；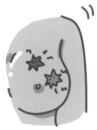

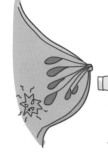 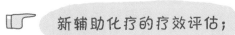 评价肿瘤是否累及胸肌；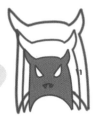

 新辅助化疗的疗效评估；

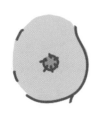 重建术后随访；

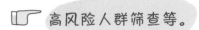 高风险人群筛查等。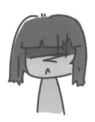

磁共振成像检查耗时较长、费用较高，目前并不作为常规的筛查项目，多用于检测超声或钼靶检查无法确定性质的病灶、新辅助疗效评估、重建或隆乳术后，以及高危人群的常规筛查。

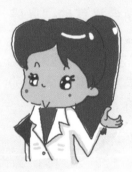

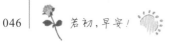

七、乳腺影像学检查的BI-RADS分类

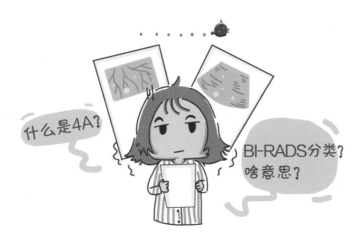

"BI-RADS分类"，是美国放射学会推荐的"乳腺影像报告和数据系统"，分为0~6类，是影像科医师对于病灶影像学表现的主观评价。

具体讲讲咩~！

BI-RADS 0

根据现有信息，医师无法给出具体评价，需要补充其他影像学检查。

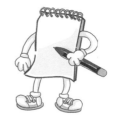

BI-RADS 1

无任何异常发现

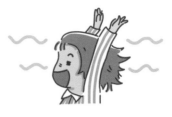

BI-RADS 2

良性病变

BI-RADS 3

提示建议随访，多为良性病变，恶性率<2%。

BI-RADS 4

分4A、4B、4C，提示有恶性可能，风险逐级增加，多需外科处理。

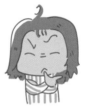

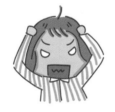

BI-RADS 5

影像科医师高度怀疑恶性，需及时进行规范诊疗。

Tips:

此外还有BI-RADS 6，提示在进行影像学检查前已有活检证实为乳腺癌。

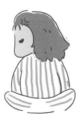

规范的影像学检查报告会有 BI-RADS 分类的提示，这是影像科医师结合客观影像学表现及主观的个人经验给出的判断，不作为最终诊断。但对于影像学怀疑有恶变可能的病灶，多需要进一步活检以确诊或排除。

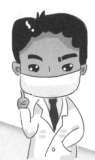

八、乳腺专用PET检查

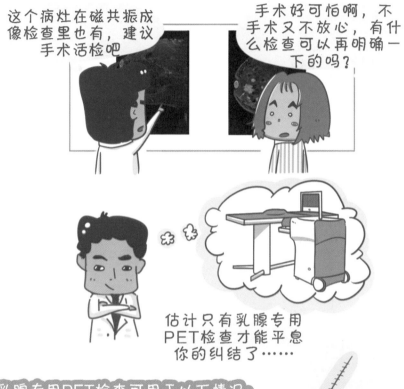

乳腺专用PET检查可用于以下情况：

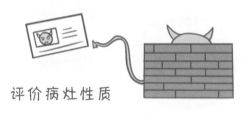

评价病灶性质

寻找隐匿性乳腺癌原发灶

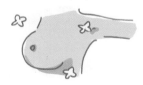

鉴别术后瘢痕与实体病灶

保乳术前评估

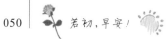

乳腺专用PET检查的步骤：

注射低剂量示踪剂

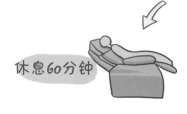

休息60分钟

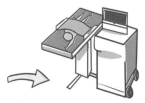

双侧乳腺
PET检查

乳腺专用PET检查的特点：

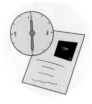

30分钟完成检查

灵敏度高

辐射剂量低

价格稍贵

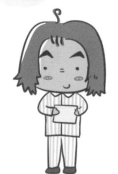

陈医生，那我就
半年后复查了!!

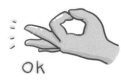

OK

乳腺专用 PET 检查灵敏度很高，辐射剂量较低，可用于评价乳腺病灶性质、寻找隐匿性乳腺癌原发灶、鉴别术后瘢痕与实体病灶，以及保乳术前评估。

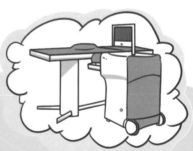

第三章

干掉它！长得太寒碜了

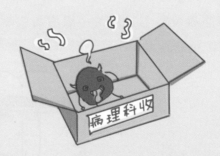

一、乳头溢液与乳管镜检查

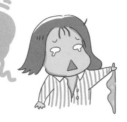

妈呀!我漏水了!

产生乳头溢液的因素有很多,有些属于生理性溢液,无须处理,而有些则与炎症、肿瘤等因素有关。

乳头溢液是乳腺疾病的常见表现之一

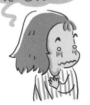

不会这么夸张吧??

乳头溢液,是指乳头自主地或轻微触碰挤压后,即出现排液的情况。

原因1:生理性溢液

能不能安分一点啊!

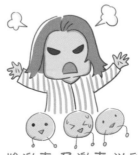

非哺乳期激素水平异常波动可引起生理性溢液,可双侧,多孔。

雌激素 孕激素 泌乳素

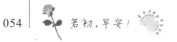
原因2：肿瘤相关病理性溢液

导管内乳头状瘤　　导管内乳头状瘤病

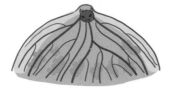 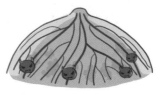

由乳腺导管上皮病变引起，如导管内乳头
状瘤、导管内乳头状瘤病，甚至乳腺癌。
多单侧，可为浆液样、水样、血性……

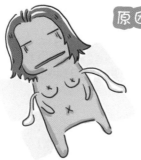

原因3：非肿瘤相关病理性溢液

如高泌乳素血症、垂体
瘤，以及服用某些药物。
如降压药、抗抑郁药等
也可引起……

注意哦～

虽然乳头溢液患者中，仅
有极少部分是乳腺癌导致
的，但如果出现单侧、自
发性、血性溢液还是需要
及时就诊。

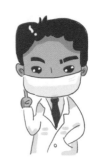

乳管镜检查是针对乳头溢液的最直观检查方式

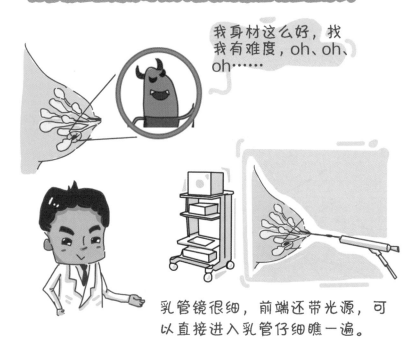

乳管镜很细，前端还带光源，可以直接进入乳管仔细瞧一遍。

乳管镜检查步骤：

1. 检查前确认可挤出溢液

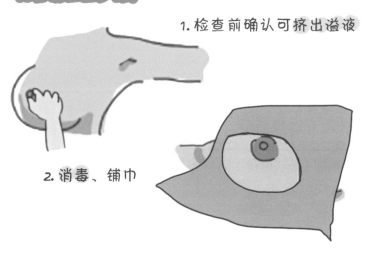

2. 消毒、铺巾

3. 逐级扩张导管

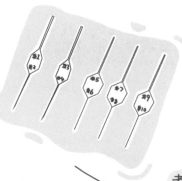

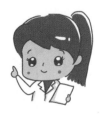

4. 仔细检查乳腺导管

老大，
走哪边？

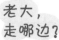

挨个儿找！

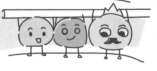

5. 发现病灶，置针定位

发现病灶

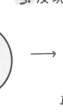

置入定位针

6. 手术治疗

医师将根据病灶的大小
与距乳头距离选择切口。

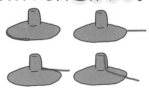

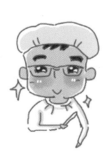

切下的病灶

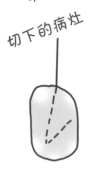

乳头溢液是乳腺生理或病理改变的常见临床表现之一，可能由乳管扩张、导管内乳头状瘤、高泌乳素血症，甚至乳腺癌等因素引起。乳管镜检查是针对乳头溢液的最直观检查方式，必要时可进行定位活检手术。

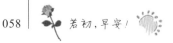

二、乳腺钙化是否就是乳腺癌

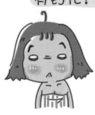

我看看吧！

陈医生，我又要完蛋啦！
有钙化！是恶性的吗？

钙化有多种原因，包括：

纤维腺瘤　　　　囊肿

乳汁淤积

良性病变

生理性改变

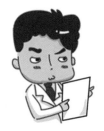

血管老化　　　　　　　　　硬化性腺病

营养不良　　　　　　　原位癌

浸润性癌

恶性病变　脂肪坏死

而判断钙化的性质，需要参考钙化的

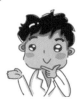

形态　分布　合并征象

钙化的形态

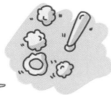

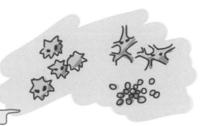

良性：爆米花样钙化，粗棒状钙化，环形钙化。

可疑钙化：细小多形钙化，分支状钙化，簇状密集钙化。

钙化的分布

散在的

沿导管分布的

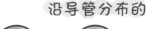

簇状的

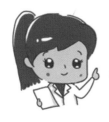

此外，乳房中的合并征象，如肿块、结构扭曲等也可帮助诊断。

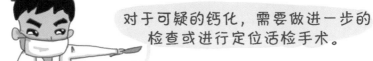

对于可疑的钙化，需要做进一步的检查或进行定位活检手术。

　　乳腺钙化是乳腺常见的影像学表现之一，多由钼靶检查发现。引起钙化的原因很多，包括生理性改变，如乳汁淤积、血管老化等；也可能由良、恶性病变包括纤维腺瘤、乳腺癌等引起。

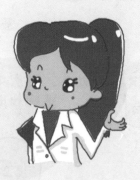

三、可疑钙化灶定位活检

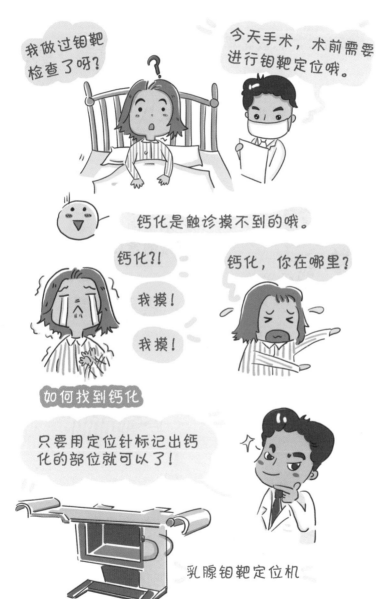

乳腺钼靶定位机

定位后等待手术

好像是不怎么痛嘛……

Tips:
定位针可以弯曲，用胶带固定在皮肤上。

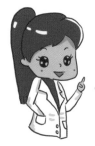

然后医师会依照定位针所在的范围，切除需要活检的钙化灶~

切除组织拍片

切除的标本在钼靶机器下再次摄片，以此来确认已切除了想要活检的部位。

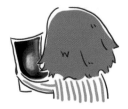

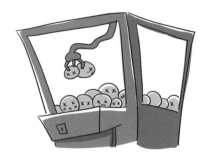

Tips:
钙化灶范围较广时一般会切除典型或可疑的区域进行病理检查，并不一定会切除所有的钙化灶哦~

　　由于乳腺钙化无法在体表触及，对于可疑的钙化灶，可在钼靶定位下进行手术活检。需要注意的是，活检操作并不是切除所有的钙化点，而是将典型的、最可疑的区域切除，以明确诊断。

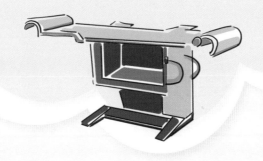

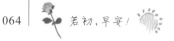

四、病理学检查是诊断乳腺疾病的"金标准"

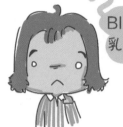

BI-RADS 4B，是不是一定得乳腺癌了？呜……

必须通过活检得到病理诊断才能确诊哦！

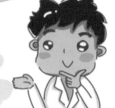

病理活检的主要方法

1. 空心针穿刺：

　　可以得到几条病灶组织

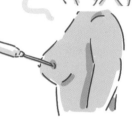

2. 微创活检手术：

　　可以得到更粗的几条组织

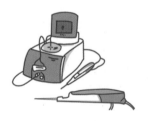

3. 开放手术：

　　可以得到1块或几块组织

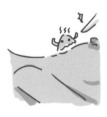

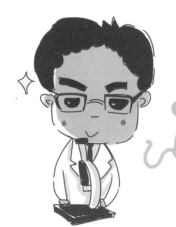

病理科医师将根据镜下表现诊断，必要时会补充进行免疫组化检查帮助诊断。

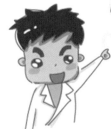

免疫组化检测需要1周左右的时间哦。

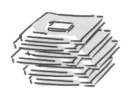

当诊断有困难时，将进行病理讨论明确诊断。

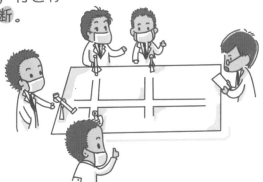

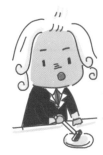

作为医学界的法官，病理科医师将绝对客观地作出"判决"。

　　无论通过体格检查有多怀疑，影像学检查有多肯定，最终可以判定病灶性质的，只能是病理学检查。常用的活检确诊方式包括空心针穿刺、微创活检手术，以及开放手术活检。

五、细针穿刺
——细胞学病理检查

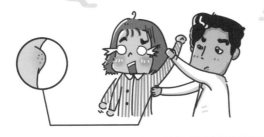

细针穿刺多用于淋巴结病理学状态的评估

例：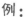

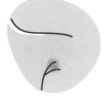

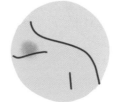

腋窝淋巴结　　　　锁骨上淋巴结

细针穿刺的步骤

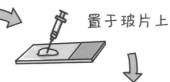

针筒对着淋巴结
穿刺并反复抽吸

置于玻片上

显微镜下细
胞学诊断

涂片与染色

优缺点

👍 优点：便捷、快速、安全。

👎 缺点：可能出现假阴性
与假阳性结果，无法替代
组织学病理诊断。

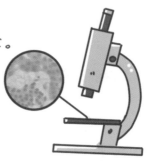

注意事项

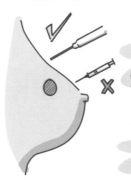

1.细针穿刺较少用于
确诊乳腺癌，无法替代
空心针穿刺或手术活检。

2.阳性结果无法作
为最终确诊依据。

2%的假阳性率

我就一小流
氓而已，真不
是恶性的……

3.阴性结果无
法作为最终确
诊依据。

可能的情况一：

没有穿刺
到肿块的
恶性成分

可能的情况二：

没有穿刺
到肿块

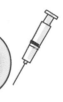

对于淋巴结病理学状态的术前评估，细针穿刺是主要的检查方式。对于一些相对较小，或体表较难触及的病灶，也可在超声定位下进行细针穿刺活检。

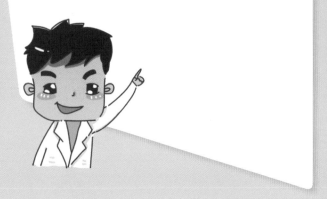

六、空心针穿刺
——组织学病理活检

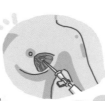 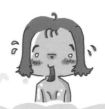

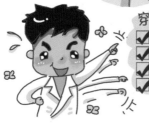

穿刺活检可在术前明确诊断：
- ☑ 医师可更从容地制订方案
- ☑ 医患更充分地沟通治疗方案
- ☑ 减少术中等待时间
- ☑ 确诊炎性病变，避免手术

主要用于：乳房肿块；腋窝淋巴结肿大。

操作流程：

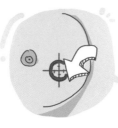

1. 体表定位，设计穿刺点；

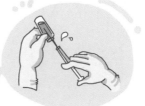

2. 局部麻醉；

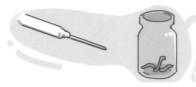

3. 置入空心针进行穿刺；

4.加压包扎。

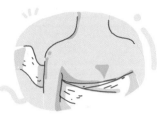

穿刺会造成肿瘤扩散吗?

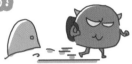

答案是：如果操作规范是不会的!
☑ 医师会合理安排穿刺与治疗的
  时间间隔
☑ 术中会切除穿刺点与穿刺针道

穿刺点 ↗   穿刺针道

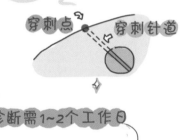

所需时间:

病理诊断需1~2个工作日

Tips: 所有活检都有一
定的误差，医学
上称假阴性率和
低估率。例如，
空心针穿刺病理
诊断为导管原位
癌的患者，最终
手术后病理诊断
可能存在浸润性
癌的成分。

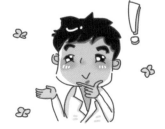

　　空心针穿刺是最常用的组织学病理活检方式之一，其可在术前明确诊断，让医患在术前有充分的时间沟通手术方式、制订治疗方案，也可减少术中的等待时间。

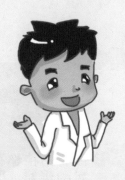

七、微创活检

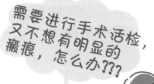

需要进行手术活检，又不想有明显的瘢痕，怎么办???

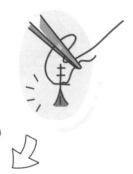

微创旋切术Mammotome

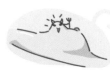

诊断方面：
对肿块及钙化灶都可以进行活检。

治疗方面：对于纤维腺瘤等良性肿瘤可作为治疗方式替代常规的开放手术。

与空心针穿刺有什么差别?

	空心针	微创活检	手术活检
用途	诊断	诊断+治疗	诊断+治疗
组织量	少	多	多
费用	¥		

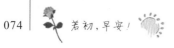
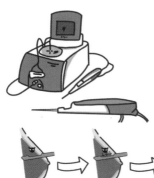

微创活检的设备：高大
上的真空辅助乳腺微创
旋切系统

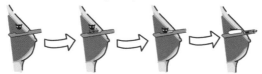

优势：

与开放手术比，切口小至5毫米，恢复快，
甚至可能不留瘢痕；

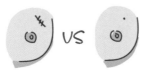

处理多发病灶（如多发性纤维瘤）
时优势更为明显。

值得注意：

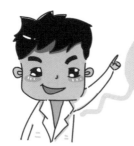

适应证较为严格，如病灶
不能过于贴近皮肤或肌肉；
价格稍昂贵；对操作者的
技术有一定要求。

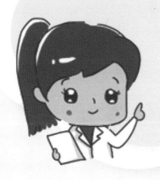

　　微创活检可以用于肿块或钙化灶的定性诊断，也可以替代常规开放手术用于纤维腺瘤等良性肿瘤的治疗。与传统开放手术相比，微创手术切口小、恢复快，但价格较为昂贵，且适应证较为严格。

八、日间手术

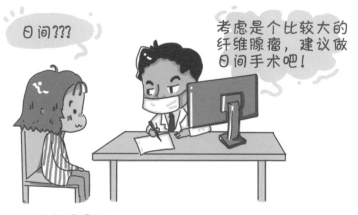

日间???

考虑是个比较大的纤维腺瘤，建议做日间手术吧！

日间手术的意义：

流程简单、降低综合费用、减少住院时间。留更多床位给恶性病变的患者……是良性病变患者的首选!!

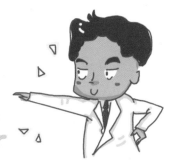

日间手术其实就是手术室体验一日游

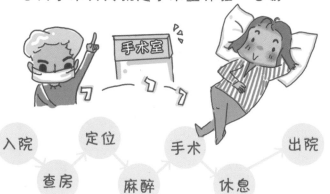

手术室

入院 → 查房 → 定位 → 麻醉 → 手术 → 休息 → 出院

具体流程：

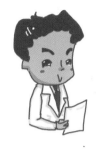 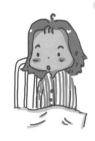

1. 查房：

手术日一早医师会查房，详细询问病史结合检查决定手术方案与麻醉方式。

2. 术前定位：

部分无法触及的病灶，需要在术前进行定位。

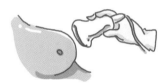 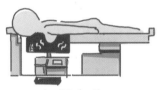

超声定位　　　　　　　钼靶定位

3. 麻醉方式：

术前根据病灶大小、深度来决定麻醉方式，局部麻醉与肋间神经阻滞麻醉是最常用的麻醉方式。

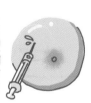 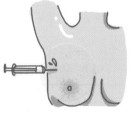

局部麻醉　　　　肋间神经
　　　　　　　　阻滞麻醉

4. 病灶切除：

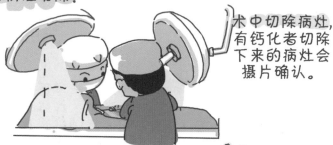

术中切除病灶，有钙化者切除下来的病灶会摄片确认。

5. 送检病理：

所有切除的病灶都会送到病理科进行细致的病理检查。

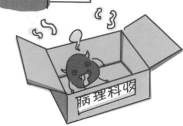

病理科收

6. 缝合伤口：

病灶取出后，逐层美容缝合。

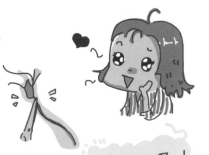

美容缝合啊~！

7. 随访：

术后记得按时领取病理报告哦，并且记得常规随访。

一般建议术后3~6个月复查超声检查。

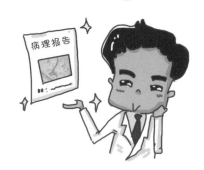

病理报告

　　日间手术是目前针对良性病变手术治疗或可疑病变手术活检首选的手术室与病房管理方案，其优势在于流程简单，可降低综合诊疗费用，减少入院时间，保留更多的床位给恶性病变的患者。

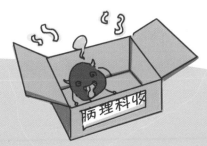

第四章

就是这些家伙很烦人

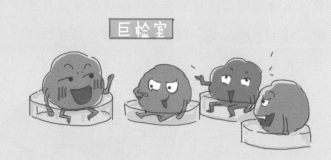

一、"乳腺病"……这是什么病

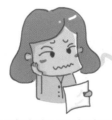

乳腺病？这是有病吗？？这是什么病啊？？？

乳腺病是非常常见的病理诊断之一

属于生理性改变，不是肿瘤，也不是炎症，普通的乳腺病不增加恶变风险。

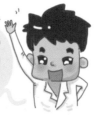

乳腺增生的阶段：

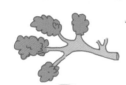

正常的乳腺

乳痛症（小叶增多，小管增多）

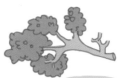

纤维囊性腺病（导管扩张，小囊肿形成）

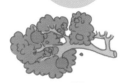

乳腺病（小叶、小管进一步增多，导管扭曲）

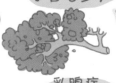

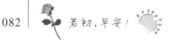

乳腺病的处理原则：

避免危险因素，常规筛查随访即可，无须特别关注。

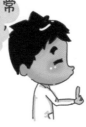
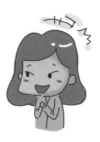

乳腺病常因针对其他原因的手术活检而发现：

避免误诊与漏诊而进行的手术

如体检不能排除肿瘤；影像学检查不能排除肿块恶变可能；血性或浆液性溢液等。

临床可疑时才考虑手术：

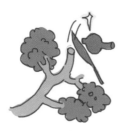

局限性病变
完整切除病灶

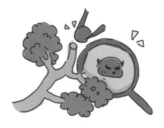

弥漫性病变
以典型部位切取
活检，明确诊断

　　乳腺病是最常见的病理诊断之一，常因针对其他原因的手术活检而被发现，属于生理性改变，不是肿瘤也非炎症，并不增加乳腺癌的患病风险。

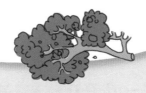

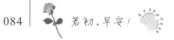

二、硬化性乳腺病

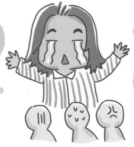

硬化性乳腺病是什么？

网上一点资料都没有啊！

 什么是硬化性乳腺病？

硬化性乳腺病是乳腺病的一种特殊病理类型，属于增生性，但是非不典型增生性的疾病。

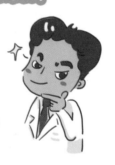

临床表现

40%~50%存在影像学异常，部分患者可表现为：

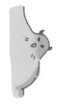

乳房肿块

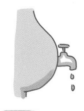

乳头溢液

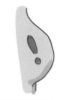

乳房疼痛

特点1: 影像学上可类似恶性肿瘤

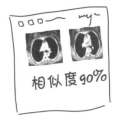

相似度90%

影像学表现有时酷似恶性肿瘤，容易误诊、漏诊。

特点2: 可合并恶性肿瘤

部分硬化性乳腺病还可能伴随恶性肿瘤的发生。在可疑病灶切除活检后才能作出最终诊断。

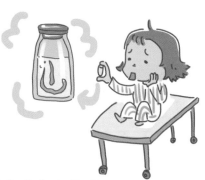

特点3: 稍增加乳腺癌的发生风险

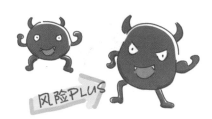

风险PLUS

可伴有不典型增生，发生浸润性乳腺癌的风险比正常人高2倍。

特点4: 双侧性

硬化性乳腺病双侧发病概率较高，其伴发的乳腺癌也有双侧发生的倾向。

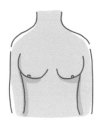

　　硬化性乳腺病是乳腺病的一种特殊病理类型，可以没有症状，或仅表现为乳房疼痛；可有影像学异常，甚至有时可能因影像学表现酷似乳腺癌，需要进行手术活检以明确诊断。

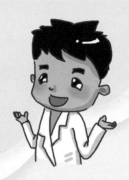

三、乳腺囊肿

什么是乳腺囊肿啊?

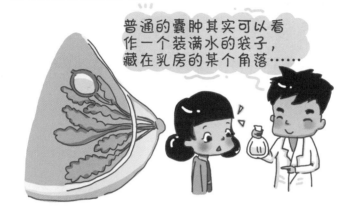

普通的囊肿其实可以看作一个装满水的袋子,藏在乳房的某个角落……

囊肿的形成原因:

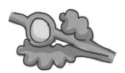

乳汁淤滞于导管内,致使导管扩张形成囊肿;或导管上皮增生,迂曲、折叠,扩张形成囊肿。

临床表现:

单发或多发肿块,较为光滑,部分可触及,大多仅在超声检查时发现。

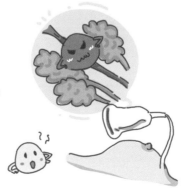

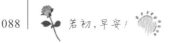
观察随访：

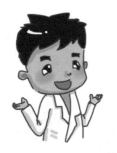

大部分囊肿仅需要观察、随访，终身不需处理。

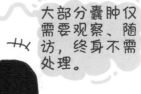

但是……：

怀疑恶性或囊肿反复感染时，就需要考虑外科处理了！

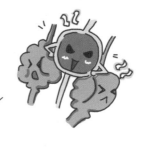

乳腺囊肿的外科处理方法：

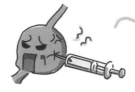

穿刺抽取囊内容物（用一个针筒把囊液都抽掉），或者手术切除囊肿。

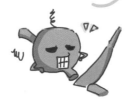

　　乳汁淤积、导管扩张、导管上皮增生等可能是形成囊肿的原因,通常囊肿并不需要进行手术处理。对于较大的囊肿可考虑进行细针穿刺;对于怀疑恶性或合并反复感染时,可考虑外科手术。

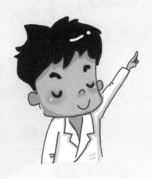

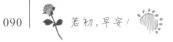

四、急性乳腺炎

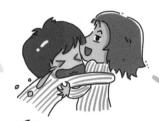

怎么办？

唉？

乳房又红又痛，医生说是乳腺炎……

乳腺炎？

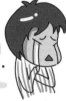

急性乳腺炎好发于产后3~4周的初产妇，多表现为红、肿、热、痛及脓肿形成。

病因

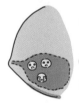

内因：乳汁排出不畅，乳汁淤积。

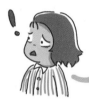

外因：皮肤破损，细菌进入乳腺导管繁殖。

治疗原则

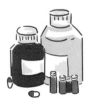

脓肿形成前：抗生素治疗；
脓肿形成后：切开引流。

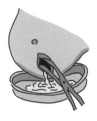

预防措施

只要做到以下几点，就可以很好地避免急性乳腺炎的发生：

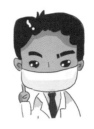

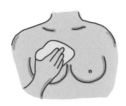

1 保持乳头及乳晕卫生、干燥，哺乳后要用清水清洗乳头并擦干。

2 哺乳时避免乳头被过度用力吸吮、牵拉。

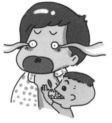

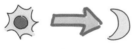

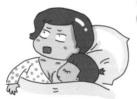

3 每次哺乳时间不宜过长。不要让婴儿含着乳头睡眠。

4 要将全部乳头塞入婴儿口中，以免乳头被咬破。

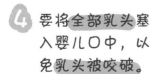

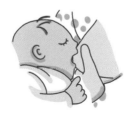

急性乳腺炎好发于产后3~4周的初产妇，常因乳汁排出不畅，或乳头皮肤受损，加之细菌侵入引起。加强乳头和乳晕的清洁卫生、注意正确哺乳方式可有效预防乳腺炎的发生。

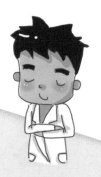

五、浆细胞性乳腺炎

什么是浆细胞性乳腺炎？

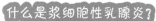

怎么判定？

较安全~

发生于乳房非哺乳期的**慢性**炎症，

多发于30~40岁女性的乳房**良性**疾病。

浆细胞性乳腺炎特点：

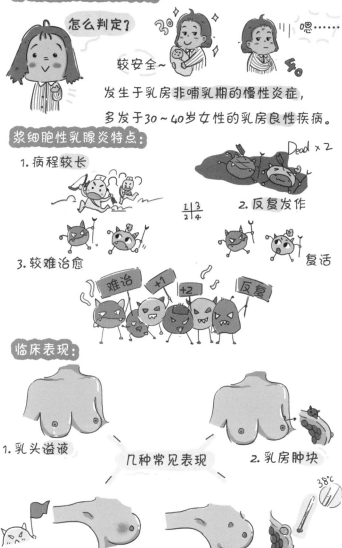

1. 病程较长

2. 反复发作

3. 较难治愈

复活

临床表现：

1. 乳头溢液

几种常见表现

2. 乳房肿块

3. 部分可见皮肤发红

4. 皮温升高，后期脓肿形成

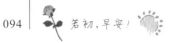

早期治疗：

中药内服

治疗分两步走

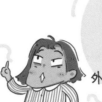

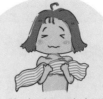

外敷消肿，控制炎症

脓肿形成后：

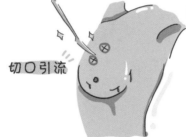

切口引流

并注意要结合中药内服

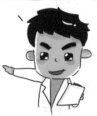

进行穿刺抽脓或多点的小切口引流

预防：

1. 均衡饮食

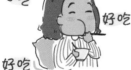

好吃

好吃

好吃

2. 保持乳头清洁

洗刷刷~

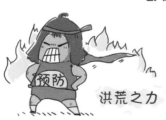

预防

洪荒之力

3. 避免乳房创伤

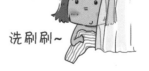

　　浆细胞性乳腺炎是发生于乳房非哺乳期的慢性炎症，病因尚不明确，病程较长，且易反复发作。临床可表现为肿块、溢液，可有皮肤发红、皮温增高等。患者需要积极配合治疗，内外兼修，不能心急。

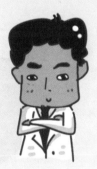

六、男性乳腺发育

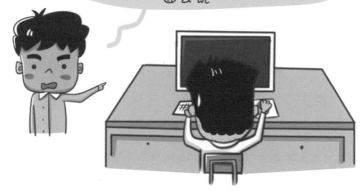

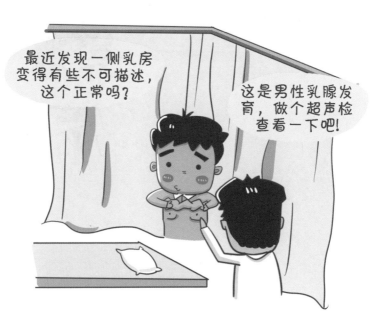

男性乳腺发育的诱因：

各种原因引起的性激素分泌异常均可诱发男性乳腺发育。

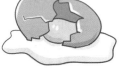

睾丸疾病

甲状腺疾病

肝脏病变

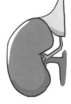

肾上腺疾病

男性乳腺发育的临床表现：

可以表现为单侧或双侧的局部或弥漫性乳腺腺体增大。

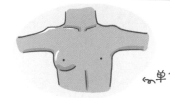

双侧

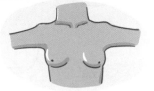

单侧

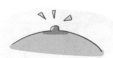

甚至包括乳头的增大

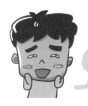

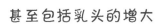

别说了，别说了，越来越羞涩了……

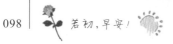

男性乳腺发育的鉴别诊断:

需要排除一部分一过性的生理性增大。

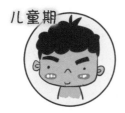
儿童期

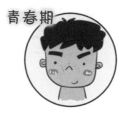
青春期

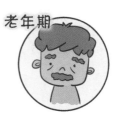
老年期

同时需要与肥胖、男性乳腺癌相鉴别。

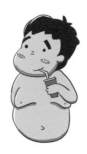

脂肪堆积~

质韧肿块~

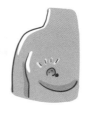

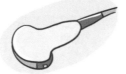

临床处理:

超声有助诊断与鉴别诊断

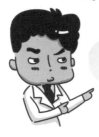

多数无须处理,少数需要药物帮助,极少数才考虑手术处理。

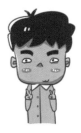

再也不用羞羞哒~!

　　各种原因引起的性激素分泌异常，包括睾丸、甲状腺、肝脏、肾上腺等脏器的疾病都可能诱发男性乳腺发育。此外，尚有一些一过性的生理性乳房增大，多无须特殊处理。

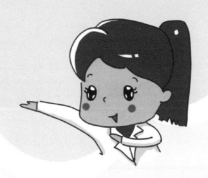

七、乳腺脂肪瘤

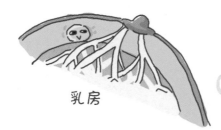

乳房

乳腺脂肪瘤可发生于皮下脂肪、小叶间脂肪和后间隙脂肪中。

哪儿有脂肪，哪儿就可以有脂肪瘤。

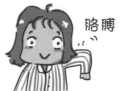

胳膊

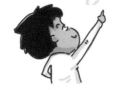

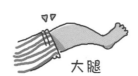

大腿

肚子

"中年"、"肥胖"是发病关键词

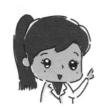

多发生于乳腺丰满、肥胖的中老年女性，可单发或多发。

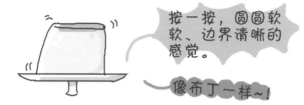

按一按，圆圆软软、边界清晰的感觉。

像布丁一样～！

多数脂肪瘤无须特殊处理

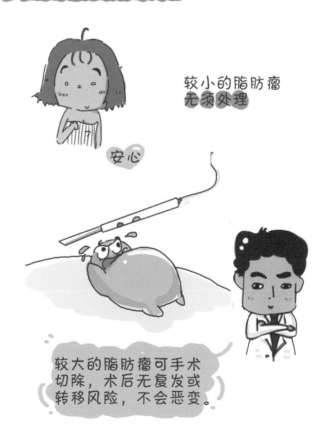

较小的脂肪瘤
无须处理

安心

较大的脂肪瘤可手术切除，术后无复发或转移风险，不会恶变。

　　乳腺脂肪瘤可发生于乳房皮下脂肪、小叶间脂肪和后间隙脂肪中，当然脂肪瘤也可发生于全身其他脂肪堆积的部位，如上臂、大腿、腰腹等部位。较小的脂肪瘤无须处理，较大者可手术切除。

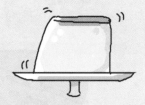

八、乳腺肿瘤界的"鱼丸"
——纤维腺瘤

纤维腺瘤是青年女性最常见的良性肿瘤。

你们好，我叫纤维腺瘤，刚被切下来！

巨检室

本家啊~我是今天被切下来的！

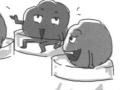

这么巧，我也是纤维腺瘤~

我也是，缘分呐！

纤维腺瘤的病因：

纤维腺瘤的发病与雌激素水平及对激素的过度反应有关！

外源性激素

自身因素

高脂、高糖饮食

遗传因素

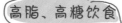

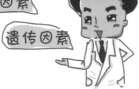

抽奖

买就送纤维腺瘤刮刮卡

纤维腺瘤可见于行经后任何年龄的妇女。

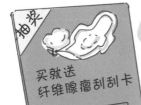

越年轻，中奖率越高

初潮前少见~绝经后少见~

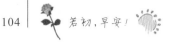

纤维腺瘤多表现为圆形、质韧、
光滑、活动的肿块。

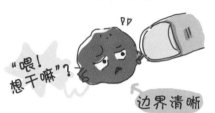

"喂！
想干嘛"？

边界清晰

如未予处理，纤维腺瘤将逐步增大
至2~3厘米，随后渐趋稳定，绝经后
略退化、缩小。

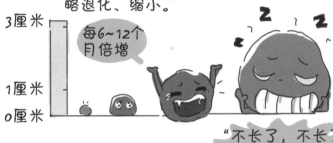

3厘米

每6~12个
月倍增

1厘米

0厘米

"不长了，不长了，
休息休息……"

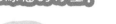

纤维腺瘤的分型：

普通型

青春型

巨纤维腺瘤

≤3厘米

发生于青少年，
增长迅速。

>5厘米，
甚至占
据全乳。

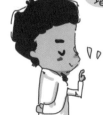

但分型并不影
响治疗决策！

影响治疗决策的因素：

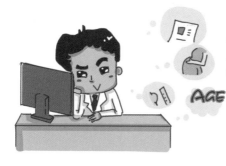

1. 影像学检查结果
2. 是否近期备孕
3. 肿瘤大小
4. 年龄

以下患者允许一段时间内的观察随访：

☑ 年龄<25岁
☑ 肿块<2厘米
☑ 影像学检查首先考虑良性或纤维腺瘤

Tips：观察期间每半年复查超声检查。

但外科治疗是唯一有效的处理方式！

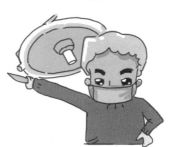

纤维腺瘤的手术时机：

未婚	已婚未孕	已孕	>35岁
可择期手术	孕前	孕3~6个月	及早手术

手术方式：

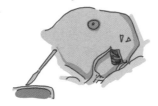 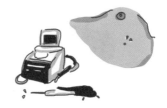

开放活检手术 微创手术

纤维腺瘤的预后：

完整切除，通常不会复发

进化！

肉瘤变罕见
占0.03%~0.21%

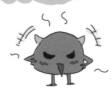

癌变罕见
～占0.04%~0.13%

注意事项：

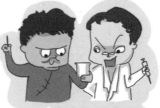

激素治疗、
中医治疗不
能盲目应用。

不要频繁
挤压触摸。

纤维腺瘤是青年女性最常见的良性肿瘤，其发病与雌激素水平及对雌激素的过度反应有关。外科治疗是纤维腺瘤唯一有效的治疗方式。对于较小的腺瘤，微创手术也是不错的选择。

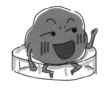

九、乳头腺瘤

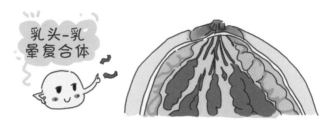

乳头-乳晕复合体

乳头腺瘤的定义：

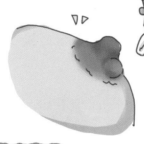

发生在乳头部位的良性肿瘤，较为少见。

临床表现：

乳头部位的肿块，生长慢、体积较小，直径<2厘米。

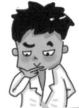
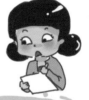

<2厘米

其他可能的表现：

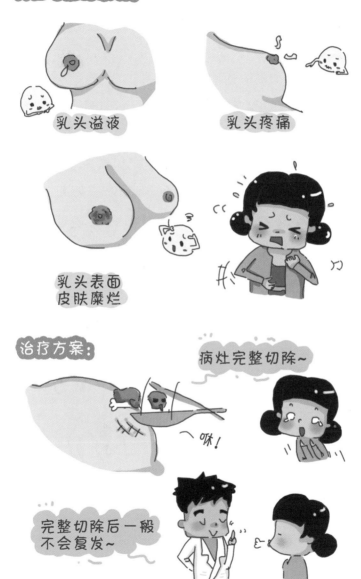

乳头溢液

乳头疼痛

乳头表面
皮肤糜烂

治疗方案：

病灶完整切除~

咻!

完整切除后一般
不会复发~

乳头腺瘤是发生于乳头部位的良性肿瘤，相对较少见，除乳头部位肿块外，还可合并有乳头溢液、乳头疼痛，甚至乳头表面皮肤糜烂等表现。手术是唯一有效的治疗方式。

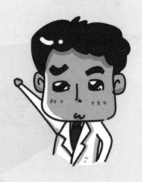

十、警惕！越战越勇的分叶状肿瘤

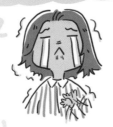

苍天啊！半年前刚切除的分叶状肿瘤，怎么又长出来了……

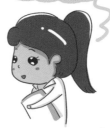

分叶状肿瘤复发风险较高，需要规范的治疗！

临床表现与纤维腺瘤类似，但首诊时可能更大。

临床表现：

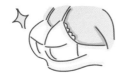

单侧、单发、无痛、可触及、增长速度快，可能突然长大。

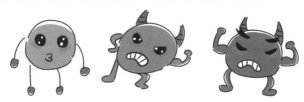

分为良性、交界性、恶性分叶状肿瘤

复发率依次为8%、20%、23%，并且每次复发侵袭性均会有所提高。

特别表现：

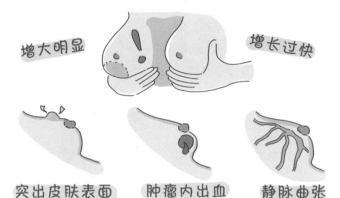

增大明显　　　　　　　　　增长过快

突出皮肤表面　　　肿瘤内出血　　　静脉曲张

手术治疗：

超声是术前评估与术后随访的主要手段。

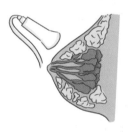

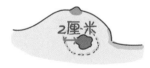

广泛切除，需要安全切缘达1~2厘米。初次手术切缘不充分时，需要补充广泛切除。

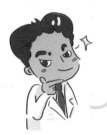

随访过程中发现乳房肿块明显增大，建议及时就诊哦！

分叶状肿瘤多表现为肿块，可短期明显增大，分为良性、交界性与恶性分叶状肿瘤，其复发风险较高，因此对手术切缘要求也较高。交界性或恶性且初次手术切缘不明确者，需补充广泛切除明确切缘。

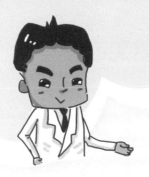

十一、良性肿瘤界的"小·流氓"
——纤维瘤病

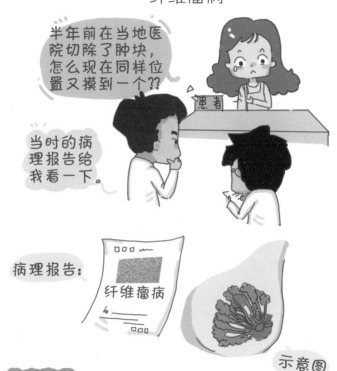

病理报告：

纤维瘤病

示意图

临床表现：

孤立的肿块、会活动、质地坚韧。

可累及皮肤，出现皮肤或乳头内陷。

手术原则:

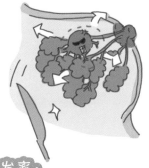

以手术治疗为主，由于肿瘤与周围乳腺组织分界不清，较难彻底清除，故需要扩大手术范围，确保切缘阴性。

复发率:

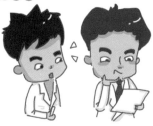

复发率高达25%左右，多在3年内复发。

"流氓"性质，光复发，不转移。手术切缘阴性也不能完全阻止复发！需注意随访！！

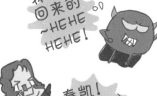

我会再回来的～HEHE HEHE！

奏凯！（走开）

呜呜呜……臭流氓！

多次反复复发者可尝试化疗、放疗或内分泌治疗！

纤维瘤病常表现为孤立、可活动的质韧肿块，可累及皮肤，需要手术活检以明确诊断。术后复发风险较高，因此需要保证切除范围以确保切缘阴性。

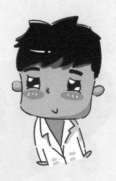

十二、导管内乳头状瘤

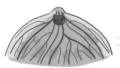

从小我以为我是个管道修理工。

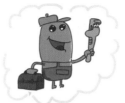

没想到我竟是一个瘤子……

临床表现

中央型以单侧血性或浆液性乳头溢液为主要症状。

太夸张了吧！！！

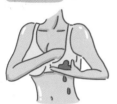

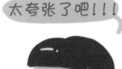

中央型导管内乳头状瘤溢液性状的分布

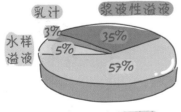

乳汁 3%
水样溢液 5%
浆液性溢液 35%
57%
血性溢液

以单侧血性或浆液性乳头溢液为最常见的症状。

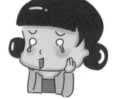

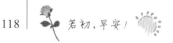

中老年女性需警惕

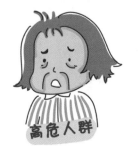

高危人群

30~54岁女性多见，约占65%。老年女性，尤其是伴有乳晕区域小结节者需警惕恶性风险。

周围型导管内乳头状瘤

又称导管内乳头状瘤病，可不伴有溢液，可有微小钙化灶，轻中度（5%~12%）增加乳腺癌风险。

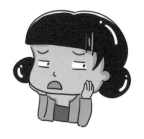

诊断与治疗

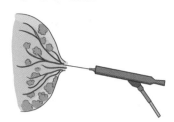

乳管镜检查是主要的诊断与定位方式；乳管镜定位下手术切除病变导管是主要的治疗方式。

尽管切除后不会复发，但需要注意其他导管也有再长的可能哦~

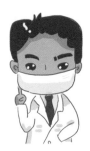

导管内乳头状瘤可表现为单侧的血性或浆液性乳头溢液，可伴有乳晕区域超声可见的小结节。对于老年患者而言，需警惕恶性风险。乳管镜检查是主要的诊断与定位方式。

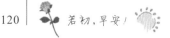

十三、良性病变的"小尾巴"
——不典型增生

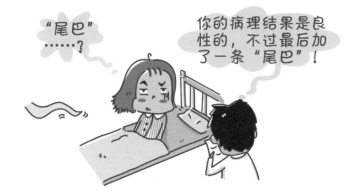

你的病理结果是良性的，不过最后加了一条"尾巴"！

"尾巴"……？

病理报告中的每个字都很重要！

病理报告中提示"导管上皮不典型增生"。

UDH、ADH、DCIS、IDC的病程

大部分学者认为浸润性乳腺癌的发生是一个渐进的多阶段演变过程

普通导管增生（UDH）

不典型增生（ADH）
轻 中 高

导管原位癌（DCIS）
低 中 高

浸润性导管癌（IDC）

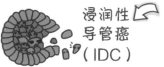

UDH，轻度增加癌变风险
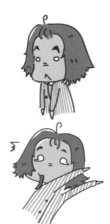

1.2 ～ 2.0倍

ADH，中度增加癌变风险

4 ～ 5倍

若空心针穿刺发现存在不典型增生，
建议完整切除病灶以进一步明确诊断。

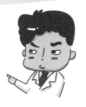

从空心针穿刺至手术的步骤

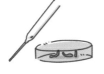

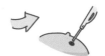

空心针穿刺　　　病理报告　　　手术

注意随访，注意生活方式

定期筛查，避免吃富含激素
的营养品如燕窝、蜂胶等。

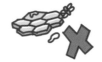

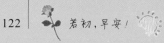

多数学者认为浸润性乳腺癌的发生是一个渐进的多阶段演变过程, 不典型增生可能会稍增加癌变的风险。若空心针穿刺发现存在不典型增生, 建议完整切除病灶以进一步明确诊断。

第五章

我希望你知道我所知道的

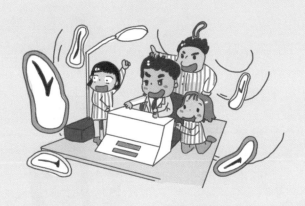

一、一份被遗忘的病理报告

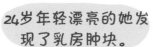

24岁年轻漂亮的她发现了乳房肿块。

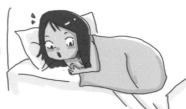

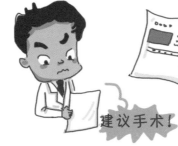

超声检查提示：左乳肿块，纤维腺瘤可能。

建议手术！

手术台上

嗯，基本是良性的。

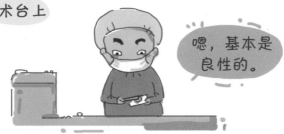

左乳导管上皮不典型增生，局部纤维腺瘤形成趋势。

术中冰冻切片报告

所以是没大碍了吧？……

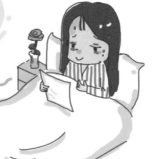

2周后，最终石蜡
与免疫组化病理
报告提示：

导管原位癌
伴微浸润

恶性！

怎么无法
接通啊……

急死了！

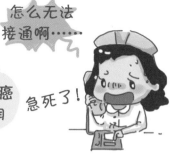

听说术后2天便拿着
来自德国的工作offer
飞往德国……

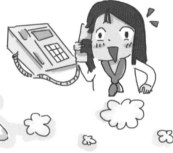

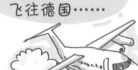

1年后，

怎么又长肿块，
连腋窝也有?!

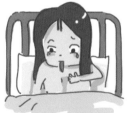

回国后，

当时的病理报告最
终提示为恶性。

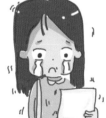

术后石蜡病理报告才
是最终的病理"审判"，
必须重视啊!!!

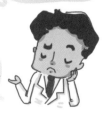

　　任何通过手术切除的样本，都会进行病理检查。有时为了避免患者对疾病性质的紧张与焦虑，会先进行术中快速的病理检查。但需要注意的是，术中的检测有低估或漏诊的可能，需要以术后石蜡病理检查结果为准。

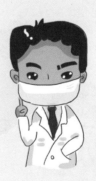

二、首诊首治是肿瘤诊疗的关键

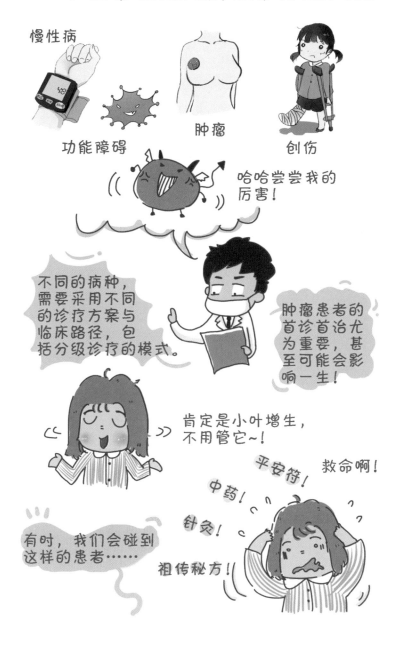

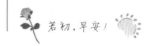

肿瘤单病种的全程管理策略

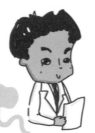

肿瘤需要最规范的多学科协作治疗，并非是开一刀了事！

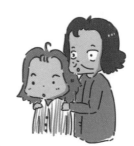

肿瘤单病种的分级诊疗模式

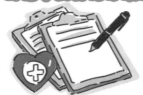

中心医院进行筛查

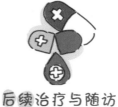

后续治疗与随访

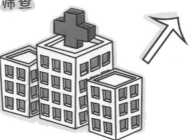

转诊至上级乳腺中心规范诊疗

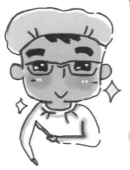

不规范的治疗会显著影响疗效！

　　慢性病、创伤、肿瘤、畸形、功能障碍，不同的病种需要采用不同的诊疗方案与临床路径。肿瘤患者的首诊首治相当重要，甚至可能会影响一生。因此，建议乳腺癌患者在规范的大型乳腺诊疗中心进行初始治疗决策。

三、"祖传秘方"的味道

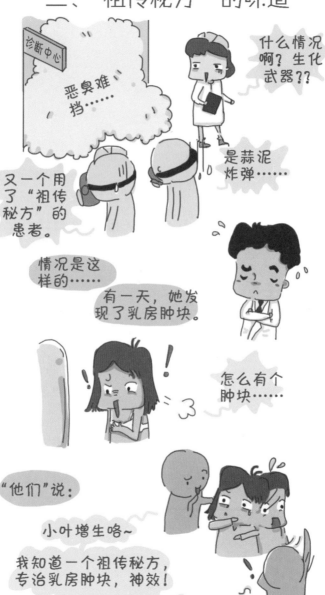

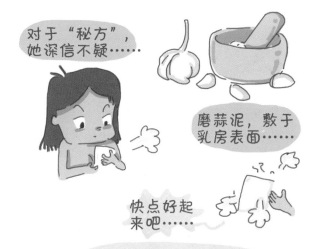

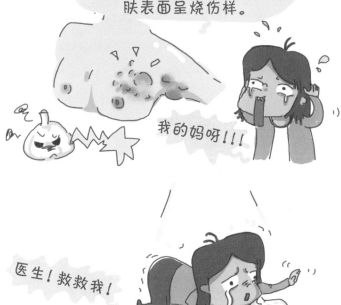

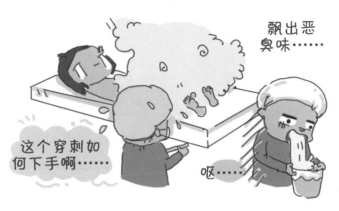

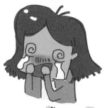

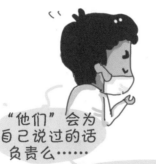

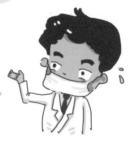

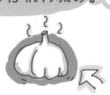

　　发现乳房有异常的情况，需要及时就医，规范诊疗。千万不要偏听偏信，随意尝试"特效疗法"或"祖传秘方"。只有医师才会对给予患者的意见与建议负责。那些名人们的"负面故事"已经触目惊心。

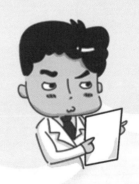

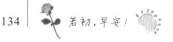
四、家有乳腺癌患者,我需注意什么

我妈妈确诊为乳腺癌，我将来也会得乳腺癌吗？我的女儿呢？

饮食习惯　　　　环境因素

生活习惯　　　遗传因素

乳腺癌与遗传的关系

尽管乳腺癌属于散发性疾病，但仍有5%~10%乳腺癌的发病与遗传有关。

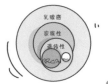

大部分的遗传性乳腺癌具有明显的家族聚集性。

家族性乳腺癌的定义

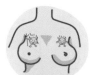

有双侧原发性乳腺癌患者

父系或母系有≥2名乳腺癌患者

家族中有同时发生乳腺癌与卵巢癌患者

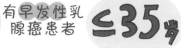

有男性乳腺癌患者

有早发性乳腺癌患者 ≤35岁

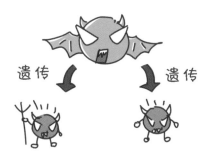

遗传性乳腺癌

与乳腺癌易感基因突变相关的乳腺癌称为遗传性乳腺癌

遗传　　　遗传

遗传性乳腺癌可有家族聚集性

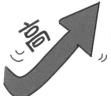

家族性乳腺癌患者的健康亲属发生乳腺癌的风险增高，需要更关注乳腺健康。

建议：自35岁起，每年进行一次体格检查和超声、钼靶检查，也可考虑磁共振成像检查。

体格
检查

钼靶
检查

磁共振
成像检查

超声
检查

基因检测与预防性切除

此外，也建议家族史明确的患者在正规诊疗中心进行遗传咨询。

预防性切除可降低遗传性乳腺癌的发病风险，但需与专家慎重讨论。

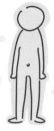

基因检测可明确是否携带易感基因，但需要规范的操作与解读。

尽管乳腺癌属于散发性疾病，但也有5%～10%乳腺癌的发病与遗传有关。一部分乳腺癌具有一定的家族聚集性，对于家族史明确或已确定具有易感基因突变的患者及家庭成员，建议到正规诊疗中心进行遗传咨询。

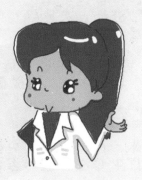

五、有一种愿景，叫若初早安

"若初，早安"是所有医务工作者的愿景！

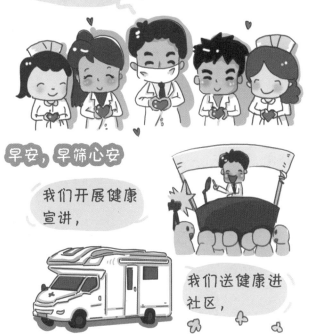

早安，早筛心安

我们开展健康宣讲，

我们送健康进社区，

我们推广经济、便捷、有效的筛查技术，

我们探寻更高效精准的检测技术，

是为了助您远离重大疾病，早筛心安。

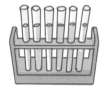

若初，完美如初

我们推广规范化诊疗，

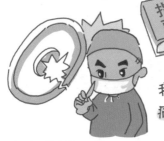

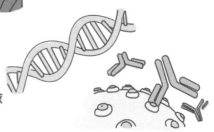

我们深究生理与
病理的本质，

我们的匠心倾
注于千锤百炼
的技术，

我们探寻更有效
更精准的疗法，

是为了助您战胜病魔，完美如初。

若初时光机

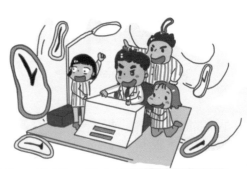

但我们
最想发明的，是可以带您回到原点的时光
机，让健康变得无比简单。

若初，早安——开启
乳腺健康时光隧道的密钥！

　　"若初，早安"是所有医务工作者的愿景，也是出版这套漫画书的初衷。我们希望可以通过"早安"，促进乳腺健康的自我管理;通过"若初"，改善国内乳腺疾病诊疗现状。希望可以得到大家的支持!

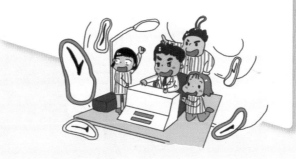

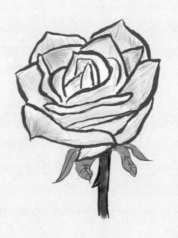